NEHA SINGLA
SIDDHI TRIPATHI
NEETA PASRICHA

Potencial Inovador Da Terapia Laser De Baixa Intensidade No Controlo Do Reflexo Do Vómito

NEHA SINGLA
SIDDHI TRIPATHI
NEETA PASRICHA

Potencial Inovador Da Terapia Laser De Baixa Intensidade No Controlo Do Reflexo Do Vómito

ScienciaScripts

Imprint

Cover image: www.ingimage.com

This book is a translation from the original published under ISBN 978-620-8-01177-2.

Publisher:
Sciencia Scripts
is a trademark of
Dodo Books Indian Ocean Ltd. and OmniScriptum S.R.L publishing group

120 High Road, East Finchley, London, N2 9ED, United Kingdom
Str. Armeneasca 28/1, office 1, Chisinau MD-2012, Republic of Moldova, Europe
Printed at: see last page
ISBN: 978-620-8-07724-2

AGRADECIMENTOS

Curvo-me com reverência, toda a humildade e gratidão para agradecer ao ***Todo-Poderoso*** *por me ter dado a oportunidade de empreender este trabalho e a capacidade de o concluir com êxito.*

As grandes coisas são feitas por uma série de pequenas coisas reunidas

-Vincent Van Gogh

A realização desta dissertação de biblioteconomia não é o entendimento de alguns indivíduos, mas sim o culminar de esforços combinados de muitos e gostaria de aproveitar esta oportunidade para agradecer a todos os que contribuíram para que a minha conclusão desta tarefa fosse um sucesso.

Antes de mais, exprimo a minha humilde e sincera gratidão à minha venerada professora e orientadora, ***a Dra. Siddhi Tripathi****, Professora, Departamento de Dentisteria Protética, I.T.S.Dental College, Muradnagar, Ghaziabad, pelo seu engenho e patrocínio. Estou-lhe grato por me ter proporcionado um tema excecionalmente brilhante e por ter partilhado incansavelmente o seu tempo e as suas sugestões. Estou-lhe grato pelo seu questionamento atencioso que clarificou pensamentos confusos, pelo seu encorajamento para me destacar academicamente sem me contentar com menos. A sua inspiração eterna, a sua paixão pela matéria, o seu ensino imaculado, o seu grande interesse, os seus desejos de sucesso académico e o seu apoio inabalável estarão sempre ao meu lado em todos os meus empreendimentos futuros.*

Expresso a minha mais profunda consideração e gratidão para com a minha co-orientadora e mentora, a Dra. Neeta Pasricha, Professora, Departamento de Dentisteria Protética, I.T.S. Dental College, MuradNagar, Ghaziabad, por me ter sempre apoiado e orientado. O seu encorajamento intelectual, temperamento científico e sugestões valiosas ajudaram-me imenso. O seu entusiasmo e a sua paixão por se superar e brilhar mais todos os dias tiveram um efeito duradouro e são uma lição em si mesma que continuarei a inculcar no meu trabalho e na minha vida quotidiana.

Expresso os meus sinceros agradecimentos à **Dra. Geeta Rani e** à **Dra. Karvika Nayak**, que sempre me orientaram com entusiasmo e foram a minha inspiração para trabalhar arduamente na direção certa. Gostaria também de agradecer à **Dra. Deepika Kumari, à Dra. Silvi Aneja e à Dra. Niharika Sabharwal** pelas suas opiniões e pelo apoio sempre presente.

Devo muito aos meus superiores hierárquicos, **Dr. Akriti Kaul, Dr. Maithilie Aggarwal, Dr. Nitin Kaushik, Dr. Parul Garg, Dr. Saatvik Garg e Dr. Vipsa Kriplani**, por me terem apoiado e orientado sempre corretamente**,** que me ajudaram incansavelmente a ultrapassar os mais pequenos problemas com que me deparei a nível académico e cuja orientação se revelou inestimável. A sua mera presença no departamento ajudou-me a ultrapassar as dificuldades, tanto associadas a esta dissertação como a outras. Aos meus colegas, **Dr.ª Disha Bhandari, Dr.ª Harsha Bhansali, Dr.ª Mamta Rajput, Dr.ª Nupur Chaudhary e Dr. Vedant D. Kulkarni,** não tenho palavras para lhes agradecer, pois são o melhor sistema de apoio que alguém poderia pedir e criaram um ambiente amigável no departamento. Gostaria também de agradecer aos meus colegas **Dr. Aishwarya Nigam, Dr. Arushi Tyagi, Dr. Kumar Eesh, Dr. Nilisha Rao, Dr. Sanjana Boro e Dr. Subham Das** pelo seu valioso apoio e encorajamento. Gostaria de agradecer às minhas amigas especiais**,** a **Dra. Ayushi Chirania** e a **Dra. Mamta Rajput,** que têm sido os meus pilares de força e cujo apoio inabalável me ajudou a encontrar a calma no caos, companheiras para a vida. A vossa presença na minha vida tem sido uma fonte constante de conforto e encorajamento, **o Dr. Sahil Luthra, o Dr. Neeraj Madan e o Dr. Dhruv Arora,** *cujo apoio tem sido muito importante, provando que o apoio moral e as orações sinceras tornam as distâncias insignificantes.*

A minha mais profunda gratidão vai para a minha família pelo seu amor e apoio incansáveis ao longo da minha vida; esta dissertação é simplesmente impossível sem eles. As palavras são inadequadas para exprimir os meus sentimentos para com o meu pai, ***Sr. Anil Singla,*** *a minha mãe,* ***Sra. Sudesh Singla,*** *o meu querido e mais especial irmão,* ***Sr. Ankush Singla,*** *a minha cunhada,* ***Sra. Ayushi Singla****, que me apoiou e foi muito simpática, e todos os membros da minha família pelas suas bênçãos, afeto e apoio moral durante esta tarefa.*

Gostaria também de estender um voto de agradecimento ao pessoal não docente ***Sachin Sir, Kuldeep, Vishal, Teerath, Shekhar, Ankit, Narender, Harvinder, Inclab, Satish*** *pela ajuda prestada durante este período. Obrigado a todos por terem sido o epítome do cumprimento e da cooperação e por terem suportado todos os altos e baixos comigo.*

Para além disso, gostaria de agradecer a todos aqueles que, consciente ou inconscientemente, me ajudaram a concluir com êxito esta dissertação.

Dr. Neha Singla

ÍNDICE DE CONTEÚDOS

INTRODUÇÃO 6

REVISÃO DA LITERATURA 10

FINALIDADE E OBJECTIVOS 18

MATERIAIS E MÉTODO 19

RESULTADOS 31

DISCUSSÃO 34

CONCLUSÃO 39

BIBLIOGRAFIA 40

ANEXOS 44

LISTA DE ABREVIATURAS

S. No	ABBREVIATION	FULL FORM
1.	LLLT	Light amplification by stimulated emission of radiation
2.	PC-6	Pericardium 6
3.	CV-24	Conception vessel 24
4.	TCM	Traditional Chinese medicine
5.	GR	Gag reflex
6.	LLLT	Low-level laser therapy
7.	AEs	Adverse events
8.	GSI	Gagging severity index
9.	GPI	Gagging prevention index
10.	VAS	Visual analogue scale
11.	SPSS	Statistical package for the social sciences

INTRODUÇÃO

O reflexo de vómito serve, de facto, como mecanismo de proteção contra a entrada de objectos estranhos ou material nocivo em áreas sensíveis como a faringe, a laringe ou a traqueia. No entanto, para alguns indivíduos, este reflexo pode ser excecionalmente forte, levando a dificuldades significativas durante os procedimentos dentários. Embora a prevalência exacta deste problema em ambientes dentários permaneça incerta, é evidente que pode apresentar desafios tanto para os doentes como para os médicos.[1]

O engasgamento pode ter origem somática ou psicogénica. O engasgamento somático ocorre normalmente devido à estimulação direta dos nervos sensoriais quando certas áreas de gatilho são tocadas. Estas zonas de ativação podem variar de indivíduo para indivíduo, mas incluem normalmente partes da língua e do palato. Por outro lado, o engasgo psicogénico pode ser desencadeado por estímulos como a visão, o som, o cheiro ou mesmo a simples ideia de um tratamento dentário. Curiosamente, a fronteira entre os reflexos de engasgamento somático e psicogénico nem sempre é clara. Alguns doentes podem apresentar reflexos de vómito graves induzidos somaticamente no dentista, mas não têm problemas com actividades como escovar os dentes ou comer.[1]

Um reflexo de vómito grave é um impedimento à realização bem sucedida de determinados procedimentos dentários, uma vez que leva a que alguns evitem o tratamento dentário e, para outros, a sedação ou a anestesia geral continua a ser a única opção para fazer face ao tratamento dentário. Mesmo os procedimentos dentários básicos, como a moldagem, especialmente da arcada superior, levam a um aumento dos níveis de stress dos doentes e, frequentemente, provocam salivação, lacrimejo ou mesmo vómitos. Davies et al.,[2] afirmaram que o reflexo de vómito não existe em 37% da população saudável, enquanto algumas pessoas sofrem de reflexo de vómito grave. Os clínicos podem empregar várias técnicas para ajudar a gerir o reflexo de vómito, desde a distração, hipnose, até à anestesia geral; no entanto, até à data, nenhuma estratégia única se revelou eficaz. Scarborough et al.,[3] aplicaram acupressão, Yoshida et al.,[3] utilizaram sedativos intravenosos e Kaviani et al.,[3] e outros investigadores aplicaram sedativos inalados para controlar o reflexo de vómito.

Além disso, uma comunicação aberta entre os pacientes e os profissionais de medicina dentária pode ajudar a identificar os factores desencadeantes e a desenvolver estratégias personalizadas, como técnicas de relaxamento, métodos de distração, abordagens de dessensibilização e intervenções psicológicas, podendo ser utilizadas intervenções farmacológicas como anestesia local, sedação consciente ou mesmo anestesia geral. As terapias complementares, como a acupunctura e a hipnose, também se revelaram promissoras na gestão do reflexo de vómito.[3]

No entanto, não existem dados conclusivos no que respeita à redução do reflexo de vómito.

A utilização da acupunctura em medicina dentária realça o seu potencial para gerir o desconforto e melhorar a experiência dentária geral dos pacientes. Ao visar pontos de acupunctura específicos, os profissionais de medicina dentária podem aproveitar os benefícios desta prática ancestral para resolver problemas como o reflexo de vómito e promover um ambiente mais descontraído e confortável para os cuidados dentários.[4]

Estudos de acupunctura salientaram que a estimulação de pontos de acupunctura específicos como o Pericárdio 6 (PC-6 - também conhecido como Neiguan, é particularmente notável como um ponto de acupressão para o controlo de náuseas e vómitos) no antebraço, o ponto do intestino grosso conhecido como He Gu (LI4), ou o Vaso da Conceção 24 (CV-24) no queixo antes de procedimentos dentários tem sido eficaz no controlo do reflexo de vómito, permitindo aos dentistas realizar vários tratamentos sem comprometer a segurança e o conforto do paciente.[4]

A estimulação dos pontos de acupunctura no corpo pode ser conseguida através de vários métodos, incluindo agulhas, acupressão, ventosas, LASER ou estímulos eléctricos. A acupunctura com agulhas, embora eficaz, pode ser um desafio para as crianças devido à sua natureza invasiva. Para resolver este problema, foram desenvolvidas alternativas como a acupunctura LASER e a acupressão, que oferecem opções indolores que aumentam a adesão dos doentes.[5]

Estas técnicas não invasivas oferecem alternativas viáveis para a gestão de condições como o reflexo de vómito, proporcionando aos doentes opções de tratamento eficazes e confortáveis. Ao utilizar os princípios da acupunctura, os profissionais podem obter efeitos terapêuticos, minimizando o desconforto e aumentando a satisfação dos doentes.[6]

A terapia com laser de baixa intensidade (LLLT), também conhecida como fotobiomodulação, é uma nova técnica que tem sido utilizada para controlar o engasgamento. A eficácia da foto biomodulação a laser em pontos específicos de acupunctura foi demonstrada em vários [estudos3]. Schlager et al.,[7] realizaram um estudo aleatório, controlado por placebo, que concluiu que a fotobiomodulação a laser do ponto P6 reduziu significativamente a incidência de vómitos pós-operatórios em crianças submetidas a cirurgia de estrabismo. Da mesma forma, Sari et al.,[4] relataram que a fotobiomodulação a laser do ponto CV24 era um método eficaz para o tratamento de pacientes ortodônticos com forte reflexo de vômito.[7]

medida que a acupunctura a laser ganha popularidade como opção de tratamento para várias doenças, torna-se cada vez mais importante compreender o seu perfil de segurança. Embora várias revisões sistemáticas tenham demonstrado a eficácia da acupunctura laser em condições como a tendinopatia lateral do cotovelo, a dor lombar crónica, a dor músculo-esquelética e a obesidade, existem preocupações quanto à sua segurança[8].

A escolha dos pontos de acupunctura para controlar o reflexo de vómito ou problemas relacionados pode variar consoante as necessidades individuais do doente, a gravidade do reflexo de vómito e os objectivos gerais do tratamento. No entanto, não existe documentação sobre o melhor método para controlar o reflexo de vómito. Além disso, existem relatórios contraditórios sobre o ponto PC6 com terapia laser de baixa intensidade. Assim, o presente estudo foi realizado com o objetivo de avaliar o efeito da estimulação do ponto de acupunctura PC6 através de terapia laser de baixa intensidade na redução do reflexo de vómito em doentes prostodônticos.

Hipótese nula

A hipótese nula do presente estudo era a de que não existia qualquer papel da terapia laser de baixa intensidade na redução do reflexo de vómito em pacientes protésicos.

REVISÃO DA LITERATURA

Fiske J, Dickinson C (2001)[9] avaliaram o papel da acupunctura no controlo do engasgamento como uma técnica segura, barata, rápida e relativamente não invasiva. Um número total de dez pessoas concordou em experimentar a acupunctura auricular para controlar o engasgamento durante o tratamento dentário. A gravidade do reflexo de engasgamento foi determinada antes do tratamento. O ponto anti-gagging designado para cada orelha foi perfurado com uma agulha de acupunctura, que foi depois rapidamente deslocada e deixada no local. Depois de receber cuidados dentários, foi avaliado o valor da acupunctura na prevenção do reflexo de vómito. As agulhas foram retiradas e o paciente teve alta após o tratamento. Os resultados mostraram que, em oito casos (23 episódios de tratamento), a acupunctura auricular suprimiu totalmente o reflexo de vómito. No entanto, em dois casos (dois episódios de tratamento), apenas suprimiu parcialmente a reação. Concluiu-se que o reflexo de vómito foi controlado com sucesso pela acupunctura auricular. É um procedimento rápido, fácil, acessível e comparativamente não invasivo. No entanto, é necessário um ensaio clínico controlado para analisar a possibilidade de um efeito placebo.

Fiske J, Dickinson C (2005)[3] determinaram o efeito do reflexo de vómito que prejudica a capacidade do paciente para aceitar os cuidados dentários, bem como a capacidade do médico para os prestar. Foram revistos vários tratamentos para gerir indivíduos com reflexo de vómito pronunciado, incluindo relaxamento, distração, técnicas de dessensibilização, terapias psicológicas e comportamentais, utilização de agentes farmacológicos, etc., e concluiu-se que o vómito poderia ser melhor tratado através da combinação de uma abordagem empática.

Rosted P, Bundgaard M, Fiske J (2006)[1] avaliaram a utilização do ponto de acupunctura CV-24 no controlo de um reflexo de vómito profundo durante um tratamento dentário que requeria uma moldagem com alginato superior. Foram avaliados 37 pacientes e foi efectuada uma moldagem em alginato (ou uma tentativa de moldagem) antes da acupunctura, e uma segunda moldagem em alginato superior foi efectuada imediatamente após a acupunctura do ponto CV-24. Tanto o GSI como o GPI foram registados em três fases do procedimento de moldagem dentária, ou seja, quando a moldeira vazia foi experimentada na boca, quando a moldeira carregada foi inserida na boca e após a conclusão da moldagem. Os resultados mostraram que, após a acupunctura do ponto CV-24, se verificou uma melhoria de 51-55% (média de 53%) nas três fases da moldagem. Concluiu-se que o ponto CV-24 é um método eficaz de controlo da GR grave durante o tratamento dentário, incluindo a moldagem.

Sari E, Sari T (2010)[4] examinaram as variações entre dois métodos de acupunctura para o tratamento do reflexo de engasgamento (GR) de pacientes ortodônticos. Antes da estimulação com laser, foi obtida uma impressão de alginato dentário superior para cada um destes pacientes, e o Índice de Gravidade da Mordaça (Gagging Severity Index - GSI) foi utilizado para avaliar a impressão. O vaso Conceptus 24 (CV 24) foi estimulado com um laser de campo magnético suave de luz vermelha durante um minuto no Grupo A. Foi efectuada uma combinação de estimulação a laser do CV 24 e acupressão do pericárdio 6 (PC 6) no Grupo B. Foi administrado um placebo no Grupo C. Foi efectuada uma segunda impressão após a acupressão e a estimulação a laser. Após a estimulação com laser e a acupressão, o reflexo de vómito foi avaliado utilizando o Índice de Prevenção do Vómito (IPV). Em três pontos diferentes durante o processo de obtenção da impressão dentária, foram registados tanto o GSI como o GPI. Os resultados mostraram que os valores do GPI diminuíram significativamente ($p<0,05$) em comparação com os valores do GSI, tanto durante como após a estimulação com laser. Em pacientes ortodônticos, verificou-se que a GR foi controlada eficazmente pelos locais de acupunctura PC 6 e CV 24. Concluiu-se que o CV 24 e o PC 6 têm um efeito sinérgico.

Hearing CM, Bind RH, Tabacco MJ (2014)[2] realizaram um inquérito para avaliar a intensidade do reflexo de vómito de um indivíduo. Um número total de 59 participantes universitários foi utilizado no desenvolvimento, teste e aperfeiçoamento de um inquérito preditivo de 10 itens sobre o vómito. As perguntas centravam-se em experiências e factores de risco que poderiam revelar a força e a presença do reflexo de vómito de uma pessoa. O inquérito foi aplicado duas vezes a um conjunto de 17 participantes, com um intervalo de 3 semanas entre cada administração, a fim de avaliar a fiabilidade. Por último, 25 pacientes dentários foram submetidos ao inquérito. Foi efectuada uma impressão maxilar enquanto a sua resposta de engasgamento era quantificada de 1 a 5 no Índice de Intensidade de Engasgamento de Fiske e Dickinson. Os resultados mostraram que a validade do Predictive Gagging Survey foi apoiada por uma correlação ligeiramente positiva ($r = +0,64$) com o Gagging Severity Index de Fiske e Dickinson. Concluiu-se que o Predictive Gagging Survey é um método fiável e válido para avaliar a força do reflexo de engasgamento de uma pessoa.

Bilello G, Fregapane A (2014)[5] avaliaram a eficácia da acupunctura no tratamento do reflexo de vómito. Foi recrutado um total de vinte pacientes com idades compreendidas entre os 19 e os 80 anos, que anteriormente apresentavam reflexos de vómito durante a moldagem dentária. Todos os pacientes que cumpriam os critérios de inclusão foram submetidos a uma moldagem com alginato dentário superior e inferior antes de receberem acupunctura, bem como a outra moldagem com alginato superior e inferior efectuada imediatamente após a acupunctura. Após cada moldagem, os pacientes registaram a sua sensação de emese utilizando uma escala visual analógica (EVA). Os resultados foram muito significativos ($p<0,05$) e úteis para a prevenção do reflexo de vómito. Concluiu-se que a acupunctura pode ser útil na prevenção e no tratamento do reflexo de vómito.

Elbay M, Tak Ö, Şermet Elbay U et al. (2016)[7] avaliaram o efeito da terapia a laser de baixa intensidade (LLLT) na redução do reflexo de vômito em crianças submetidas à radiografia maxilar intraoral. Tratou-se de um ensaio clínico randomizado, controlado e duplo-cego. Foram selecionadas 25 crianças com reflexo de vómito moderado a muito grave que necessitavam de exame radiográfico periapical bilateral da região dos molares superiores. A estimulação com laser foi efectuada no ponto PC 6 e foi feita uma avaliação da gravidade do engasgamento e da ansiedade. Os resultados mostraram que não houve diferença significativa entre os dois. Concluiu-se que a fotobiomodulação dos pontos de acupunctura PC 6 parece ser uma técnica útil para controlar o reflexo de engasgamento em crianças durante procedimentos de radiografia maxilar.

Goel H, Mathur S, Sandhu M (2017)[6] pretendia verificar a eficácia do tratamento com laser de baixa intensidade (LLLT) no ponto de acupunctura PC6 em termos de controlo das taxas de pulsação, saturação de oxigénio e supressão do reflexo de vómito para reduzir os níveis de ansiedade. Foi selecionado um número total de 40 pacientes (20 em cada grupo). No grupo A, foi feita uma impressão maxilar e o ponto de acupunctura PC6 foi estimulado com LLLT antes de ser feita a segunda impressão maxilar. No grupo B, a sequência de eventos foi invertida. As medições da saturação de oxigénio e da frequência de pulso estavam dentro dos valores normais, indicando uma redução da ansiedade. Os resultados mostraram que houve uma redução significativa do reflexo de vómito com a estimulação LLLT no ponto de acupunctura PC6. Concluiu-se que a LLLT no ponto PC6 foi benéfica na redução dos níveis de ansiedade com níveis elevados de saturação de oxigénio e taxas de pulsação significativamente reduzidas.

Farrier S, Pretty IA, Lynch CD (2017)[10] analisaram diferentes modalidades de tratamento que o médico pode aprender e aplicar prontamente para ajudar tanto o doente como o operador a evitar esta situação desconfortável de engasgamento. Várias técnicas, tais como acupressão, adaptações de moldeiras, diferentes materiais de moldagem e técnicas de respiração são apenas algumas das estratégias que os médicos podem ter de empregar, por vezes em combinação, para ajudar os seus doentes. Concluiu-se que a recolha de uma anamnese pormenorizada é muito importante para o médico avaliar a gravidade e tomar a decisão adequada de acordo com as necessidades do doente. Em alguns doentes, uma combinação de técnicas também dá bons resultados.

Mozafari PM, Aboutorabzadeh SM, Azizi H et al. (2017)[11] investigaram o efeito da acupunctura a laser no controlo dos reflexos de vómito através da estimulação dos pontos de acupunctura do pericárdio 6 (PC6) e do vaso de conceção 24 (CV24) em pacientes que necessitavam de tirar impressões dentárias. Tratou-se de um estudo clínico aleatório, controlado e duplamente cego. Foi selecionado um número total de trinta pacientes e os participantes foram divididos em dois grupos aleatoriamente. Havia quinze indivíduos nos grupos de intervenção e de controlo. Foram efectuadas impressões de alginato nos grupos pré e pós-intervenção. A pele branqueada do paciente foi exposta a 4 segundos de pressão de sonda laser em modo de contacto nos locais de acupunctura PC6 e CV24, sem gerar qualquer dor. Foram avaliados o índice de gravidade do engasgamento (GSI), a gravidade subjectiva do reflexo de engasgamento (SSGR) e o número de vómitos (VN). Verificou-se que o SSGR e o VN melhoraram significativamente ($P \leq 0,05$) no grupo de intervenção em comparação com o grupo de controlo, mas o GSI foi mais elevado no grupo de intervenção. Concluiu-se que a utilização de acupunctura laser nos locais de acupunctura PC6 e CV24 pode ser um método não invasivo de obtenção de impressões dentárias e pode ser útil na redução do reflexo de vómito.

Mistry R, Pisulkar SK, Borle AB et al. (2018)[12] avaliaram e compararam a eficácia dos pontos de acupressão PC-6 vs CV-24 no controlo da gravidade do reflexo de vómito. Foi recolhido um número total de trinta amostras. O estudo foi realizado em 3 fases para evitar a sobreposição do efeito da acupressão em qualquer ponto. Dentro da faixa etária especificada de 18-28 anos, verificou-se que o CV-24 é mais eficaz do que o P6 no controlo do reflexo de vómito em adultos, com um nível significativo de ($p<0,05$). Concluiu-se que a acupressão pode ser um adjuvante útil no tratamento de incidentes de vômito desfavoráveis durante procedimentos odontológicos normais e é um método eficaz para suprimir o reflexo de vômito. O grau do reflexo de vómito pode ser melhor controlado com acupressão no ponto CV-24.

Pisulkar SK, Agarwal R, Dubey SR (2018)[13] analisaram que os doentes com um limiar extremamente baixo para o reflexo de vómito enfrentam dificuldades durante os procedimentos dentários, especialmente durante a moldagem maxilar. Muitos doentes evitam ir ao dentista devido a um reflexo de vómito anormalmente grave. Tratar este grupo de doentes pode ser stressante, uma vez que se trata de um reflexo de proteção involuntário e uma experiência morosa tanto para o dentista como para o doente. Foram indicados vários métodos de tratamento, tais como a modificação do comportamento, a dessensibilização, a farmacologia e a acupunctura. Concluiu-se que o reflexo de vómito exagerado pode ser controlado por várias técnicas disponíveis e que a mesma técnica pode não resolver o problema de todos os doentes.

Eachempati P, Nagraj SK, Krishanappa SK et al. (2019)[14] avaliaram o efeito de intervenções farmacológicas e não farmacológicas para o manejo do engasgo em pessoas submetidas a tratamento odontológico. A base de dados foi pesquisada de 1980 a março de 2019 através da EBSCO. Apenas ensaios clínicos randomizados foram escolhidos para a revisão. Concluiu-se que a evidência de certeza muito baixa de quatro ensaios foi insuficiente para concluir se existe algum benefício da acupunctura, acupressão ou laser no ponto P6 na redução do engasgamento e na conclusão bem sucedida dos procedimentos dentários.

Yang J, Mallory MJ, Bublitz SE et al. (2020)[8] realizaram uma revisão sistemática para compilar as pesquisas mais recentes sobre a segurança da acupunctura a laser. As seguintes bases de dados foram pesquisadas para ensaios clínicos randomizados (RCTs) disponíveis sobre acupunctura a laser: Ovid MEDLINE, Epub Ahead of Print, In-Process & Other Non-Indexed Citations Daily, Ovid Embase, Scopus, e EBM Reviews-Cochrane Central Register of Controlled Trials. A maioria dos 21 ECRs incluídos concluiu que a acupunctura a laser era segura e não tinha efeitos adversos. No entanto, todos os eventos adversos (EAs) menores foram resolvidos espontaneamente num dia. Concluiu-se que a acupunctura a laser parece ser um tratamento seguro com uma baixa incidência de efeitos secundários menores.

Koticha P, Katge F, Chimata V et al. (2021)[15] avaliaram e compararam o efeito da terapia laser de baixa intensidade (LLLT) em combinação com a acupressão no controlo do reflexo de vómito em crianças submetidas a procedimentos de moldagem. Foi selecionado um total de 90 crianças, divididas em três grupos. O grupo A recebeu LLLT, enquanto o grupo B recebeu LLLT com acupressão e o grupo C foi o grupo placebo. Cada paciente foi submetido a duas impressões para registar as pontuações GSI e GPI para todos os grupos. Os resultados mostraram que os valores médios da pontuação GPI foram inferiores à pontuação GSI nas três fases em todos os grupos, exceto na fase 1 no grupo C. Concluiu-se que a LLLT e a combinação com a acupressão foram eficazes no controlo do reflexo de vómito em comparação com a acupressão em crianças submetidas ao procedimento de moldagem.

FINALIDADE E OBJECTIVOS

AIM

O objetivo do presente estudo foi avaliar o efeito da terapia laser de baixa intensidade na redução do reflexo de engasgamento em pacientes protéticos.

OBJECTIVOS

1.Avaliar o reflexo de vómito após a estimulação do ponto de acupressão PC-6 com terapia laser de baixa intensidade.

2.Comparar o reflexo de vómito antes e depois da estimulação do ponto de acupressão PC-6 com terapia laser de baixa intensidade.

MATERIAIS E MÉTODO

O presente estudo foi realizado no Departamento de Dentisteria Protética e Implantologia Oral do I.T.S - Centro de Estudos e Investigação Dentária, Delhi - Meerut Road, Ghaziabad e no Departamento do Centro de Investigação Avançada do I.T.S - Centro de Estudos e Investigação Dentária para avaliar o efeito da terapia laser de baixa intensidade através da estimulação do ponto de acupressão PC6 na redução do reflexo de vómito em doentes dentários.

MATERIAIS

No presente estudo, foram utilizados os seguintes materiais (figura 1-6, quadro 1):

Tabela 1: Lista de materiais

S. Não.	Materiais	Fabricante	Lote/Número do lote
1.	Material de impressão hidrocolóide irreversível	Dentsply Sirona	423890
2.	Composto de impressão	DPI Pinnacle	ICN4C1

O armamento/equipamento utilizado para o estudo foi:

1. Moldeira de impressão - para efetuar a impressão (figura 3).
2. Espelho bucal (API) - para tocar na úvula e avaliar o reflexo de engasgamento (figura 4).
3. Depressor de língua - para avaliar o reflexo de vómito (figura 5).

4. Laser para tecidos moles (BIOLASE) - para estimular o ponto PC-6 (figura 6).

METODOLOGIA

O estudo foi efectuado em doentes que visitaram o Departamento de Prótese Dentária e Implantologia Oral. Foi selecionado um número total de 13 pacientes para o presente estudo com base em critérios de inclusão e exclusão pré-determinados. Os pacientes foram expostos à moldagem maxilar duas vezes, com base no facto de a estimulação do ponto PC6 ter sido efectuada utilizando terapia laser de baixa intensidade ou de não ter sido efectuada qualquer estimulação. A aprovação ética do estudo foi obtida pelo Comité de Ética Institucional. Foi obtido o consentimento informado de cada sujeito antes de os incluir no estudo.

Critérios de inclusão

1. Grupo etário 30-70 anos.
2. Pacientes completamente edêntulos que necessitam de moldagem maxilar.
3. Pacientes parcialmente edêntulos que necessitam de moldagem maxilar.
4. Pacientes dentados que necessitam de moldagem maxilar.

Critérios de exclusão

1. Doentes com doença neuromuscular.
2. Doentes com incompetência/defeito velofaríngeo.
3. Doentes submetidos a radioterapia.

Tabela 2: Distribuição por grupos com base na modalidade de tratamento

Grupos	Modalidade de tratamento
Grupo A	Impressão convencional sem estimulação do ponto PC6 (n=13).
Grupo B	Impressão convencional com estimulação do ponto PC6 utilizando terapia laser de baixa intensidade (n=13).

Cálculo da dimensão da amostra

A dimensão da amostra foi calculada como 13 para cada grupo, utilizando a seguinte fórmula

$$n = \frac{(\sigma 1^2 + \sigma 2^2)(Z_{1-\alpha/2} + Z_{1-\beta})^2}{\Delta^2}$$

The notation for the formulae is:

n= sample size of Groups

σ_1= standard deviation of Group A=1.17

σ_2= standard deviation of Group B=0.82

Δ= difference in group means =1.16

$Z_{1-\alpha/2}$ = two-sided Z value (eg. Z=1.96 for 95% confidence interval).

$Z_{1-\beta}$=0.84 for power=80%=1.84

O estudo-piloto revelou que o desvio padrão esperado e a diferença média dos parâmetros do grupo A e do grupo B eram de 1,17 e 0,82, respetivamente, e que a diferença média era de 1,16 entre os dois grupos para as variáveis. A análise do poder foi efectuada com o software G*Power versão 3.1.9.7. O poder efetivo e o tamanho do efeito foram de 1,14 e 80,19 %. Utilizando a fórmula acima, verificou-se que a dimensão da amostra para cada grupo era de 13.

Avaliação do reflexo de vómito

Foi registada a história detalhada de cada doente. O reflexo de engasgamento foi avaliado nos doentes através da realização do teste de estimulação dos nervos cranianos IX (glossofaríngeo) e X (vago). Neste teste, cada um dos lados da membrana mucosa da úvula foi acariciado com um abaixador de língua esterilizado/ cabo de espelho bucal para avaliar o engasgamento. Os participantes com correlação positiva no teste foram selecionados para o presente estudo. O índice de intensidade de engasgamento de Fiske e Dickinson foi utilizado para avaliar a magnitude do reflexo de engasgamento em ambos os grupos após a realização de uma moldagem maxilar. Os pacientes foram aconselhados a tomar um pequeno-almoço ligeiro antes de virem para a clínica e as moldagens foram realizadas entre as 9:00 e as 10:00 horas.

Localização do ponto de acupressão PC-6

O PC-6 Neiguan ou gruta de Neiguan estava situado na face anterior do pulso, três dedos acima da prega cutânea distal da articulação do pulso, entre os tendões do músculo palmar longo e do músculo flexor radial, onde passa o nervo mediano. Este ponto foi selecionado devido às suas propriedades anti-náuseas, anti-ansiedade e anti-gagging.

Aplicação da terapia laser de baixa intensidade

O Grupo A era constituído por doentes que necessitavam de moldagem maxilar e que tinham reflexo de vómito, mas cujo ponto PC6 não estava a ser estimulado por terapia laser de baixa intensidade antes da moldagem. No Grupo B, foi registada uma segunda moldagem para os mesmos doentes após 30 minutos de estimulação do ponto PC6 com laser de baixa intensidade. A ponta do laser de díodo foi mantida a 3-4 mm de distância com um tamanho de ponto de 1 polegada durante 1 minuto com uma potência de saída de 0,5 mW, comprimento de onda de 940 nm, energia de 4J com uma profundidade de penetração de alguns milímetros num modo contínuo desfocado no ponto de acupressão PC6. Foi mantido um intervalo de tempo de 30 minutos, reforçando o conceito de inundação sensorial, em que a força da resposta inicial diminui no espaço de 30 minutos. Os dados obtidos foram analisados estatisticamente e submetidos a uma avaliação comparativa

Instrumentos estatísticos utilizados

1. Mediana: É o número do meio na lista ordenada de números e pode ser mais descritivo desse conjunto de dados do que a média. A mediana é por vezes utilizada em oposição à média quando existem valores anómalos na sequência que podem distorcer a média dos valores.

2. Teste de Shapiro-Wilk: Testa a hipótese nula de que uma amostra x1, ..., xn provém de uma população normalmente distribuída. A estatística do teste é

$$W = \frac{\left(\sum_{i=1}^{n} a_i x_{(i)}\right)^2}{\sum_{i=1}^{n}(x_i - \overline{x})^2},$$

3. **Teste U de Mann Whitney (Teste de soma de postos de Wilcoxon)** - O teste não paramétrico para comparar resultados entre dois grupos independentes é o teste U de Mann Whitney. O teste U de Mann Whitney, por vezes denominado teste de Mann Whitney Wilcoxon ou teste de soma de postos de Wilcoxon, é utilizado para testar a probabilidade de duas amostras derivarem da mesma população (ou seja, de as duas populações terem a mesma forma). Alguns investigadores interpretam este teste como uma comparação das

medianas entre as duas populações.

$$U_1 = n_1 n_2 + \frac{n_1(n_1+1)}{2} - R_1$$

$$U_2 = n_1 n_2 + \frac{n_2(n_2+1)}{2} - R_2$$

4. **Teste do qui-quadrado** - É um teste estatístico de hipóteses utilizado na análise de tabelas de contingência quando as dimensões da amostra são grandes. Em termos mais simples, este teste é utilizado principalmente para examinar se duas variáveis categóricas (duas dimensões da tabela de contingência) são independentes e influenciam a estatística do teste

$$X^2 = \sum_{i=1}^{k} \frac{(x_i - m_i)^2}{m_i} = \sum_{i=1}^{k} \frac{x_i^2}{m_i} - n$$

5. **Média**: Para obter a média, as observações individuais foram primeiro somadas e depois divididas pelo número de observações. A operação de adição ou soma é designada pelo sinal Σ. A observação individual é denotada pelo sinal X, o número de observações denotado por n e a média por X.

$$\bar{x} = \frac{\sum x_n}{n}$$

6. **Desvio-padrão**: É denotado pela letra grega σ. É uma medida utilizada para quantificar a quantidade de variação ou dispersão de um conjunto de valores de dados

$$\sigma = \sqrt{\frac{\sum(x_i - \mu)^2}{N}}$$

7. **Nível de significância:** "p" é o nível de significância $p > 0,05$ Não significativo

$p \leq 0,05$ Significativo $p \leq 0,01$ muito significativo

$p \leq 0,001$ altamente significativo

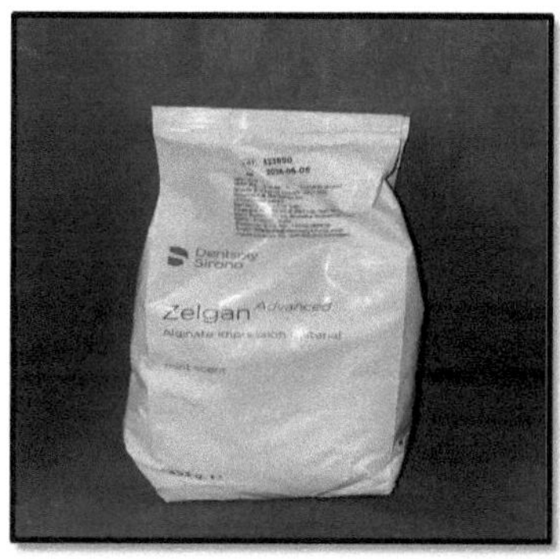

Figura 1: Material de impressão hidrocolóide irreversível

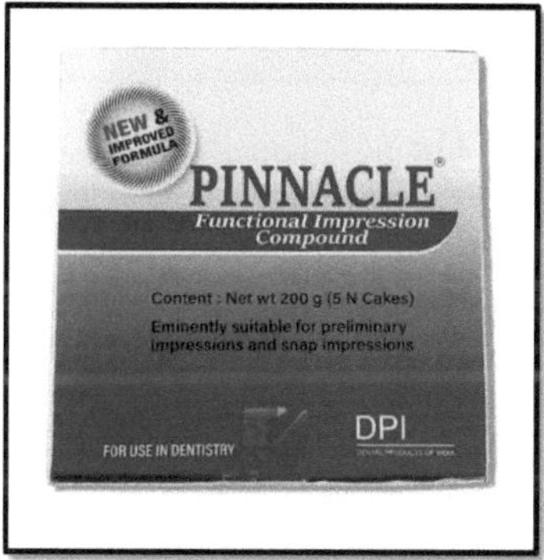

Figura 2: Composto de impressão

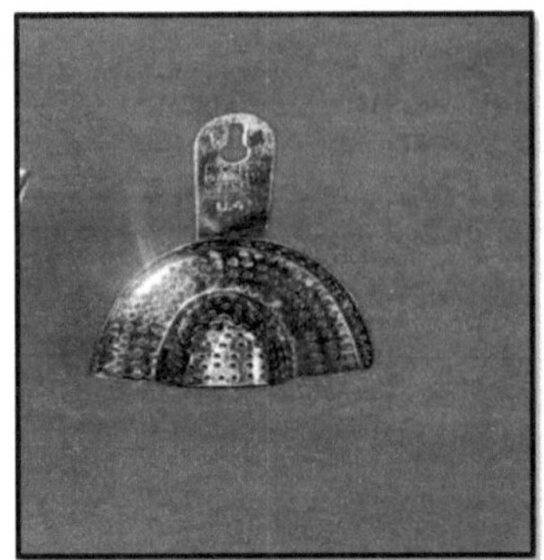

Figura 3: Moldeira de impressão

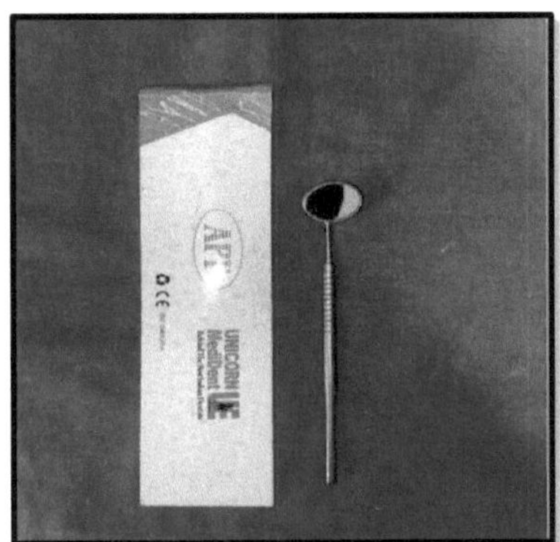

Figura 4: Espelho bucal

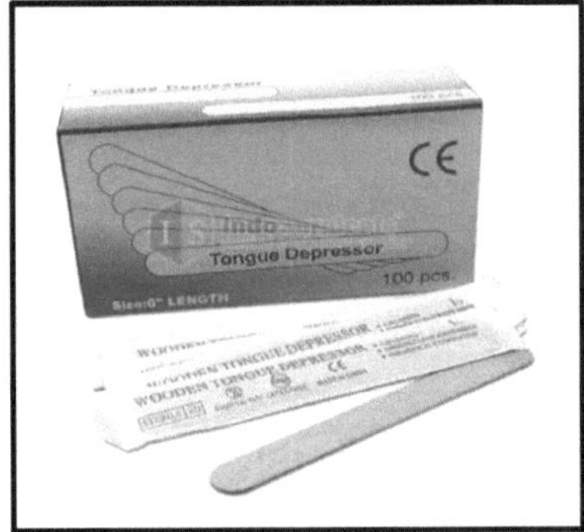

Figura 5: Abaixador de língua

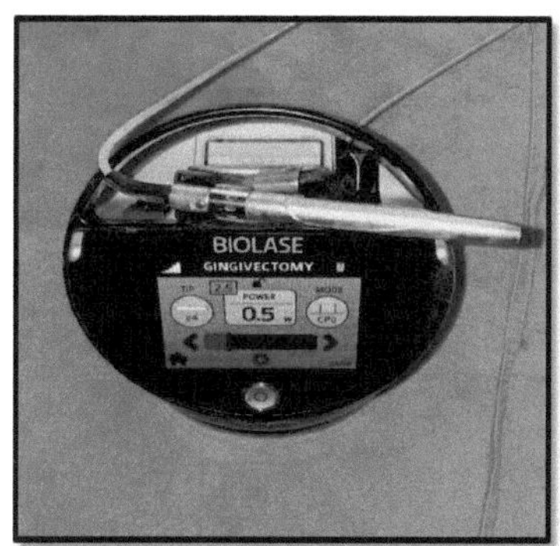

Figura 6: Laser de díodo

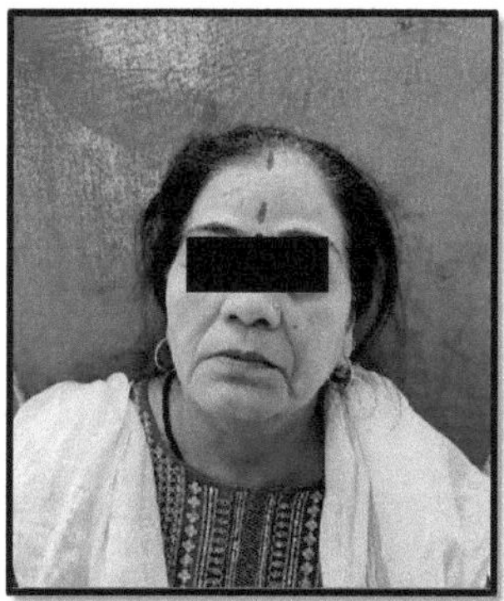

Figura 7: Perfil extra-oral

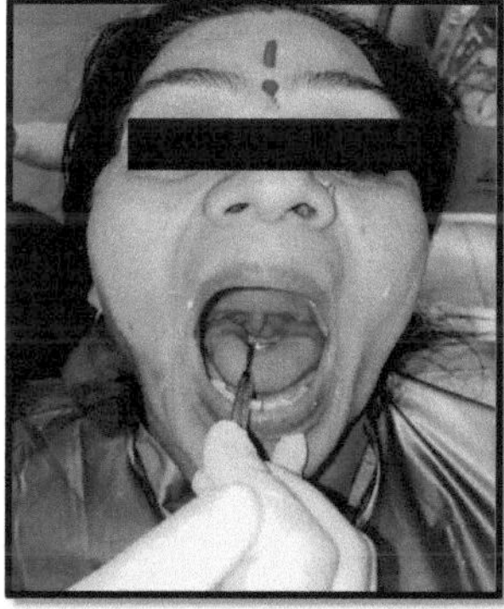

Figura 8: Exame intra-oral da úvula

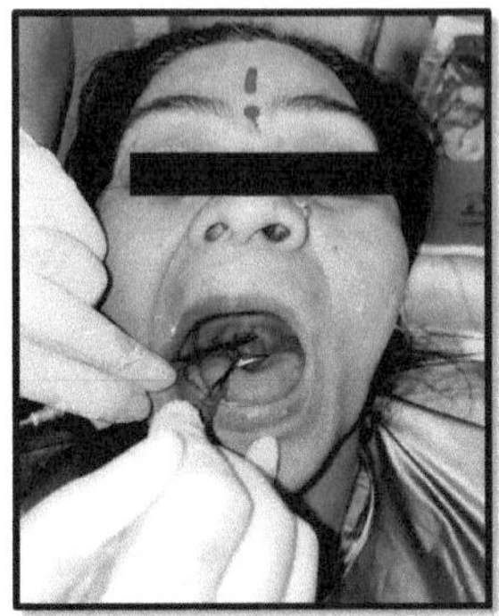

Figura 9: Avaliação do reflexo de vómito

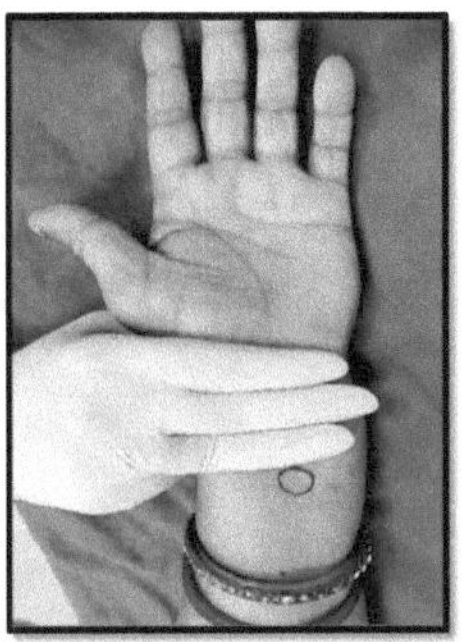

Figura 10: Identificação de 6 pontos do PC

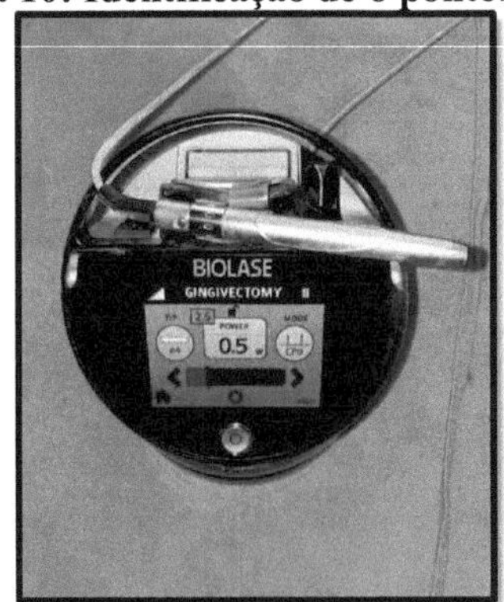

Figura 11: Laser de díodo

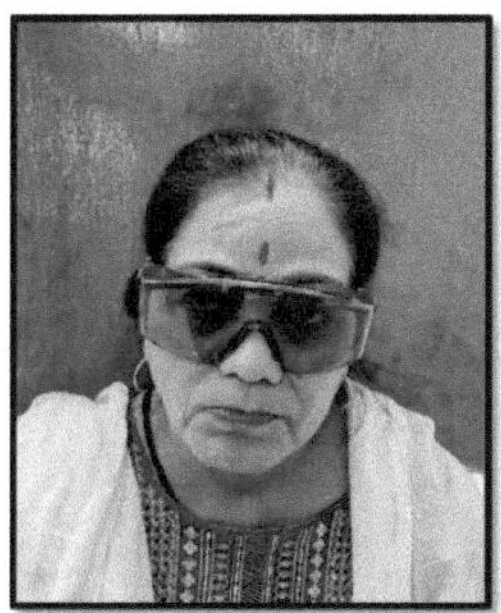

Figura 12: Vidro de proteção

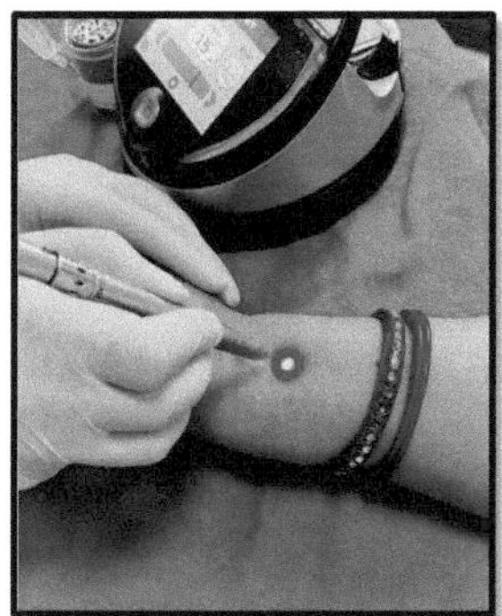

Figura 13: Estimulação de 6 pontos do PC

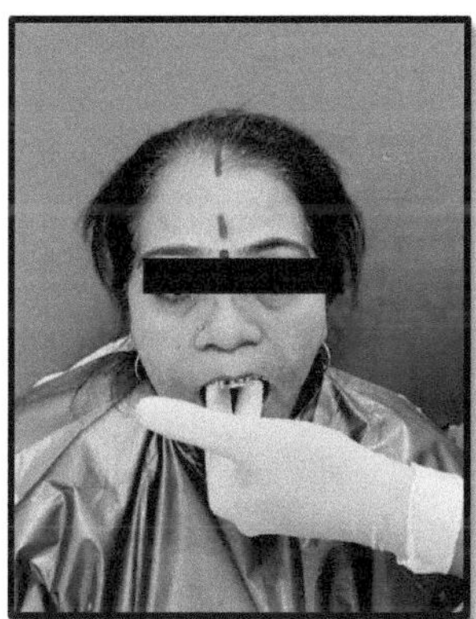

Figura 14: Moldagem após LLLT

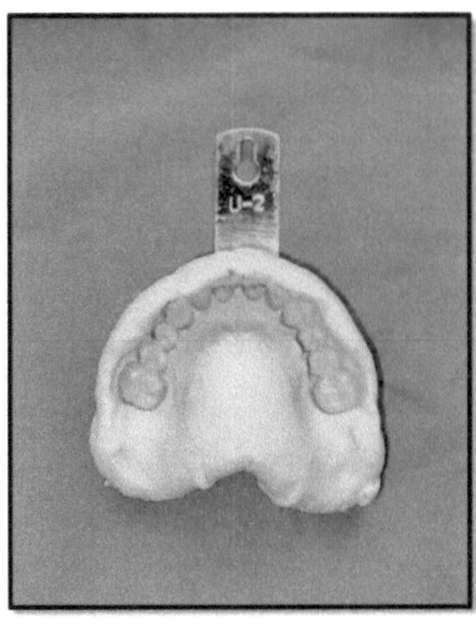

Figura 15: Impressão completa do maxilar

RESULTADOS

O estudo foi realizado no Departamento de Dentisteria Protética e Implantologia Oral do I.T.S Dental College, em Ghaziabad, para avaliar o efeito da terapia com laser de baixa intensidade através da estimulação do ponto de acupressão PC6 na redução do reflexo de vómito em doentes dentários. O reflexo de vómito foi avaliado através da realização do teste de estimulação nervosa. Nos pacientes com reflexo de vômito, a estimulação foi feita com laser de diodo, seguida de moldagem maxilar e avaliação. Os dados foram analisados estatisticamente utilizando o pacote de software Statistical Package for the Social Sciences (SPSS) (SPSS 16 Inc, Chicago IL, EUA). A análise foi efectuada utilizando os testes paramétricos, ou seja, o teste t emparelhado para comparação intragrupo e o teste não paramétrico, ou seja, o teste U de Mann Whitney para comparação intergrupo. O nível de significância foi mantido em $p \leq 0,05$.

Tabela 3: Distribuição dos grupos de participantes no estudo

Grupos	Tamanho da amostra (n)
Grupo A	13
Grupo B	13

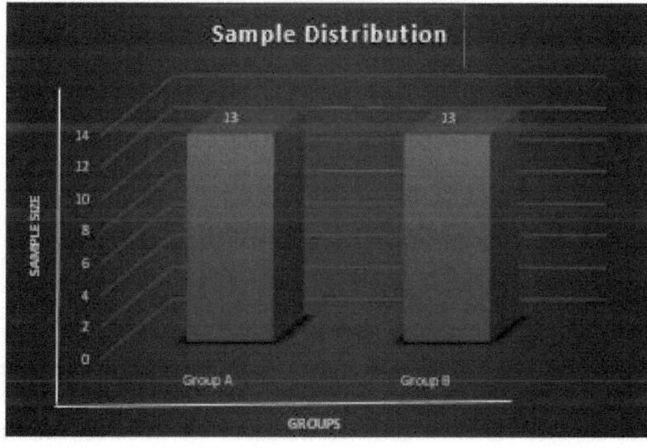

Gráfico 1: Distribuição das amostras entre o Grupo A e o Grupo B

A Tabela 3 e o Gráfico 1 mostram a distribuição das amostras por grupo para avaliação do reflexo de vómito. Foi selecionado um número total de 13 amostras para cada grupo. O grupo de controlo era constituído por doentes em que foram feitas impressões maxilares sem estimulação do ponto PC6, ao passo que no grupo de teste, o ponto PC6 foi estimulado com laser de baixa intensidade seguido de impressões maxilares.

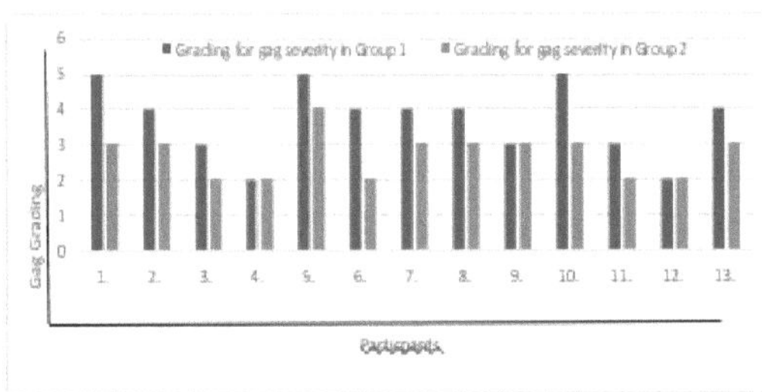

Gráfico 2: Representação da gravidade da mordaça entre os participantes do Grupo A e do Grupo

Tabela 4: Gravidade do engasgo utilizando o índice de gravidade do engasgo de Dickinson e Fiske em ambos os grupos

S. Não.	Classificação por mordaça severidade no Grupo A	Classificação por mordaça severidade no Grupo B
1.	5	3
2.	4	3
3.	3	2
4.	2	2
5.	5	4
6.	4	2
7.	4	3
8.	4	3
9.	3	3
10.	5	3
11.	3	2
12.	2	2
13.	4	3

O Gráfico 2 e a Tabela 4 demonstram a magnitude do reflexo de gag em vários intervalos de tempo. A avaliação foi feita com o índice de gravidade do engasgo de Dickinson e Fiske em ambos os grupos. A análise foi feita com o teste de Wilcoxon Sign Rank em todas as amostras. Os resultados mostraram que houve uma redução significativa na magnitude do reflexo de vómito.

Tabela 5: Comparação intergrupos entre dois grupos utilizando o teste de classificação de sinais de Wilcoxon

	N	Média ±desvio estd. Desvio	Erro Std. Média	Valor Z	Valor P
Grupo 1	13	3.69 ±1.032	.286	-2.919	0.004**
Grupo 2	13	2.69 ±0.630	. 175		

** Muito significativo p<0,01

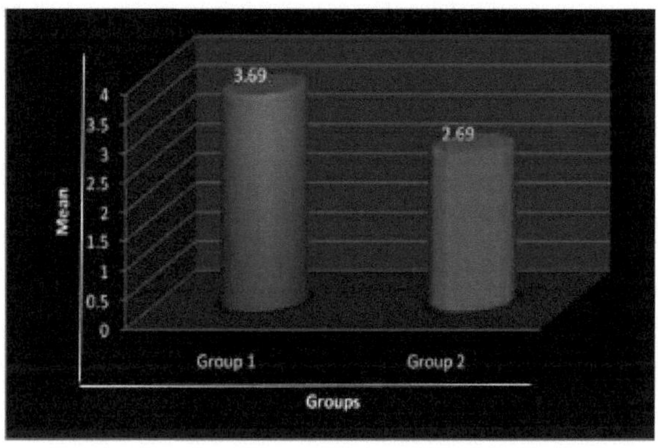

Gráfico 3: Representação intergrupal de dois grupos

A Tabela 5 e o Gráfico 3 mostram a comparação intergrupos do grupo A, que consistiu na moldagem convencional sem estimulação do ponto PC6, e do grupo B, após estimulação do ponto PC6 com laserterapia de baixa intensidade seguida de moldagem. A avaliação foi efectuada através do teste Wilcoxon Sign Rank. Verificou-se que houve uma redução muito significativa do reflexo de vômito no Grupo B em comparação com o Grupo A (p<0,01).

DISCUSSÃO

O reflexo de vómito, também conhecido como reflexo faríngeo ou espasmo laríngeo, é uma resposta fisiológica vital concebida para proteger o trato respiratório superior de objectos estranhos que podem provocar asfixia ou aspiração. Em medicina dentária, a compreensão e a gestão do reflexo de vómito são cruciais durante vários procedimentos de diagnóstico e tratamento, tais como exames intra-orais, moldagem e imagiologia radiográfica. O reflexo de vómito pode variar significativamente entre indivíduos, desde uma sensibilidade ligeira a uma resposta elevada e exagerada.

Os factores que influenciam o reflexo de vómito incluem factores psicológicos, como experiências dentárias negativas ou ansiedade, bem como estímulos físicos dentro da cavidade oral, como a colocação de instrumentos ou materiais durante os procedimentos dentários. Os reflexos de vómito exagerados podem colocar desafios na prática dentária, afectando a capacidade de realizar procedimentos essenciais de forma confortável e eficiente. Por exemplo, tirar impressões exactas para tratamentos protéticos ou obter radiografias nítidas para fins de diagnóstico pode ser dificultado por um reflexo de vómito demasiado sensível.

A medicina dentária emprega várias técnicas e estratégias para gerir e atenuar o reflexo de vómito, tais como a utilização de anestésicos tópicos, técnicas de distração, desenhos de instrumentos modificados e materiais de moldagem alternativos. A compreensão dos mecanismos subjacentes e das implicações clínicas do reflexo de vómito é fundamental para que os profissionais de medicina dentária prestem cuidados óptimos, assegurando simultaneamente o conforto e a cooperação do doente durante os procedimentos. Ao empregar estes vários métodos e personalizar a abordagem com base nas necessidades individuais do paciente, os dentistas podem gerir e minimizar eficazmente o reflexo de vómito, assegurando uma experiência dentária mais confortável e bem sucedida para os seus pacientes. A acupunctura é uma das terapias que envolve a inserção de agulhas finas em pontos específicos do corpo para estimular as terminações nervosas e promover vários efeitos terapêuticos. Embora existam poucas provas científicas específicas sobre a eficácia da acupunctura no controlo do reflexo de engasgamento em procedimentos dentários, alguns estudos sugerem que a acupunctura pode ter benefícios potenciais na redução das sensações de engasgamento e da ansiedade geral em ambientes clínicos. Os dentistas que considerem a acupunctura como terapia adjuvante para o controlo do reflexo de engasgamento devem colaborar com acupunctores qualificados e considerar as preferências e o historial médico do doente antes de integrarem a acupunctura no plano de tratamento. Como em qualquer terapia complementar, a comunicação aberta e uma abordagem centrada no paciente são essenciais para alcançar resultados positivos.

A LLLT é um procedimento médico não invasivo que utiliza lasers de baixo nível ou LEDs para promover a cicatrização, reduzir a dor e diminuir a inflamação, também conhecida como terapia a laser frio ou terapia de foto biomodulação. A LLLT funciona com base no conceito de fotobiomodulação, envolvendo a aplicação de determinados comprimentos de onda de luz a tecidos específicos. A energia da luz interage com partes das células, como as mitocôndrias, provocando diferentes alterações biológicas, como uma maior produção de ATP, um melhor crescimento celular, um aumento dos níveis de oxigénio nos tecidos e ajustes nas substâncias inflamatórias.

A Terapia LLL (LLLT) é utilizada em medicina dentária para questões como a mucosite oral, distúrbios temporomandibulares (DTM), gestão da dor pós-operatória e tratamento da doença periodontal. Schlager et al.[17] realizaram um estudo aleatório, controlado por placebo, e relataram que a fotobiomodulação a laser do ponto P6 reduziu significativamente a incidência de vómitos pós-operatórios em crianças submetidas a cirurgia de estrabismo. [4] relataram que a fotobiomodulação a laser do ponto CV24 era um método eficaz para o tratamento de pacientes ortodônticos com um forte reflexo de vômito. Estes resultados realçam o potencial da terapia laser na modulação dos pontos de acupunctura para obter efeitos terapêuticos. Ao visar pontos específicos, como o P6 e o CV24, a fotobiomodulação a laser pode oferecer uma abordagem não invasiva e eficaz para o tratamento de condições como o vómito pós-operatório e um forte reflexo de vómito. Assim, o presente estudo incorporou a utilização de LLLT para controlar o reflexo de vómito.

O ponto PC6, também conhecido como Neiguan (Inner Pass), é um ponto de acupunctura comummente utilizado, localizado na parte interna do antebraço. Acredita-se que a estimulação do ponto PC6 tem vários efeitos terapêuticos, incluindo a redução da náusea, da ansiedade e, potencialmente, a modulação do reflexo de vómito. Isto está de acordo com o estudo realizado por Yang et al.[8], que documentou que a utilização do ponto de acupunctura no PC6 tinha um papel significativo na prevenção de náuseas e vómitos pós-operatórios em doentes submetidos a cirurgia. Além disso, foi também referido que o ponto PC6, quando estimulado com laser de baixa intensidade, tinha um efeito sinérgico no controlo do reflexo de vómito. Assim, o ponto PC6 para acupunctura foi escolhido no presente estudo. Estudos anteriores[3,7,10] mostraram que o CV 24 e o PC 6 eram pontos de acupunctura eficazes em doentes com reflexo de engasgamento. Em comparação com a acupunctura com agulha, a acupressão e a acupunctura com laser permitem uma estimulação menos dolorosa. Por conseguinte, considerou-se a acupunctura a laser para estimular o ponto de acupunctura com vista a reduzir o reflexo de engasgamento. Durante a produção de impressões, após a estimulação do ponto de acupunctura PC6, a magnitude do engasgo foi avaliada utilizando o índice de gravidade do engasgo de Dickinson e Fiske, que corresponde aos graus I a V. Observou-se que três participantes tinham uma pontuação de GSI de 5 (grave) no Grupo 1 e os restantes tinham um reflexo de engasgo ligeiro a moderado, que foi reduzido para ligeiro a moderado, analisado com o GSI de Dickinson e Fiske. Isto está de acordo com um estudo realizado por Casey et al.,[2] que mostrou que o índice utilizado é um método muito rápido e fiável para um profissional de saúde dentária avaliar o reflexo de vómito. A hipótese nula do presente estudo de que não havia papel da terapia com laser de baixa intensidade na redução do reflexo de vômito em pacientes protéticos foi rejeitada, pois foi observada uma diminuição estatisticamente significativa no reflexo de vômito ($p<0,05$) após a estimulação do ponto PC6 com terapia com laser de baixa intensidade. A comparação intergrupos entre o Grupo 1 e o Grupo 2 mostrou uma diminuição estatisticamente significativa ($p=0,004$, média de 2,69) do reflexo de vômito durante a moldagem após a estimulação do ponto de acupunctura PC6 (Grupo 2) utilizando terapia laser de baixa intensidade. Os resultados do presente estudo estão de acordo com o estudo efectuado por Lu et al.[16] , Schlager et al.[17] , que concluíram que a acupunctura no ponto PC6 em doentes tinha um efeito sinérgico no reflexo de engasgamento utilizando LASER. Da mesma forma, uma meta-análise, publicada em Sari et al.,[4] analisou 11 ensaios clínicos aleatórios (RCTs) envolvendo 1.220 doentes e concluiu que a acupunctura no ponto PC6 reduziu significativamente as náuseas e os vómitos induzidos pela quimioterapia em comparação com o grupo de controlo. No entanto, os resultados estão em contraindicação com o estudo realizado por Rosted et al.,[1] onde se verificou que a estimulação do ponto CV24 tinha reduzido a magnitude do reflexo de vómito. Os resultados são ainda mais contraditórios com os estudos realizados por Dundee et al.,[19] que mostraram que a estimulação do ponto PC6 isoladamente foi insignificante na prevenção do engasgo. O estudo realizado por Sari et al.[4] utilizou uma combinação dos pontos PC6 e CV24, estimulados por LASER, e demonstrou que ambos tinham um efeito sinérgico no controlo e na prevenção do mordaça.

As implicações clínicas dos resultados do presente estudo são o facto de demonstrarem a eficácia da utilização de um laser de díodo para estimular o ponto PC6, de modo a diminuir a quantidade de reflexo de engasgamento durante a realização de moldagens. O presente estudo ajuda o dentista no tratamento de doentes com problemas graves de engasgamento, facilitando a realização de moldagens. Embora existam menos estudos publicados sobre o tema das opções de tratamento conclusivas, o presente estudo oferece um método útil para minimizar o reflexo de vómito durante os procedimentos dentários.

No entanto, existem algumas limitações no presente estudo. O LASER não foi comparado com quaisquer outras técnicas de distração. O tamanho da amostra foi muito pequeno para um resultado conclusivo. Além disso, o papel do efeito placebo na redução do reflexo de vómito não foi considerado no presente estudo. O efeito placebo também pode desempenhar um papel importante nos estudos de acupunctura, em que os doentes podem sentir uma melhoria dos sintomas devido a factores psicológicos ou ao ritual terapêutico da própria acupunctura, em vez dos efeitos específicos do agulhamento na PC6. São necessários mais estudos a longo prazo com amostras de maior dimensão para comparar diferentes pontos de acupunctura e várias modalidades de tratamento para a redução do reflexo de vómito.

CONCLUSÃO

Dentro das limitações do estudo, foram tiradas as seguintes conclusões:

1. Verificou-se uma diminuição da magnitude do reflexo de vómito após a estimulação do ponto de acupressão PC-6 com terapia laser de baixa intensidade.
2. Verificou-se uma diferença significativa na redução do reflexo de vómito antes e depois da estimulação do ponto de acupressão PC-6 com terapia laser de baixa intensidade ($p<0,05$)

BIBLIOGRAFIA

1. Rosted P, Bundgaard M, Fiske J, Pedersen AM. A utilização da acupunctura no controlo do reflexo de vómito em pacientes que necessitam de uma impressão de alginato superior: uma auditoria. Br Dent J 2006;201(11):121- 50.

2. Hearing CM, Bind RH, Tabacco MJ, Hallock RM. Um inquérito fiável e válido para prever a intensidade de engasgamento de um paciente. J Oral Maxillofac Res 2014;5(2):132-45.

3. Dickinson CM, Fiske J. Uma revisão dos problemas de engasgamento em medicina dentária: Avaliação clínica e gestão. Br Dent J 2005;32(2):174-88.

4. Sari E, Sari T. O papel da acupunctura no tratamento de pacientes ortodônticos com um reflexo de engasgamento: um estudo piloto. Br Dent J 2010;208(10):134-45.

5. Bilello G, Fregapane A. Controlo do reflexo de mordaça através da acupunctura: uma série de casos. Acupunctura em Medicina 2014;52(1):124-37.

6. Goel H, Mathur S, Sandhu M, Jhingan P, Sachdev V. Efeito da terapia com laser de baixa intensidade no acuponto P6 para controlar o reflexo de vômito em crianças: um ensaio clínico. Laser Med Sci 2017;10(5):317-23.

7. Elbay M, Tak O, Elbay SU, Kaya C, Eryılmaz K. O uso de terapia a laser de baixa intensidade para controlar o reflexo de vômito em crianças durante a radiografia intraoral. Med Acupunct 2016; 31(6):355-61.

8. Yang J, Mallory MJ, Wu Q, Bublitz SE. Segurança da acupunctura a laser: uma revisão sistemática. Br Dent J 2020;32(4):209-17.

9. Fiske J, Dickinson C. O papel da acupunctura no controlo do reflexo de engasgamento através de uma revisão de dez casos. Br Dent J 2001;190(11):611-732.

10. Farrier S, Pretty IA, Lynch CD, Addy LD. Gagging durante a moldagem:

técnicas para redução. Den Update 2017;38(3):171-86.
11. Mozafari PM, Aboutorabzadeh SM. A acupunctura laser é eficaz no controlo do reflexo de vómito durante a obtenção de impressões dentárias? Um ensaio clínico randomizado, duplo-cego e controlado por farsa. J Evid Based Dent Pract 2022;22(3):501-33.
12. Mistry RA, BoRle AB, Godbole SR. Avaliação da eficácia dos pontos de acupressão P-6 vs. CV-24 no controlo da gravidade do reflexo de mordaça. J Evid Based Dent Pract 2020;14(1):320-35.
13. Residente RA. Abordando o reflexo de Gag: Uma revisão da literatura. Int J Recent Surg. Med. Sci 2018;4(01):20-24.
14. Eachempati P, Nagraj SK, Karanth L. Gestão do reflexo de vómito em pacientes submetidos a tratamento dentário. Base de dados Cochrane de revisões sistemáticas 2019;9(11):34-50.
15. Koticha P, Katge F, Chimata V, Poojari M, Shetty S. O efeito da terapia laser de baixo nível e da acupressão no controlo do reflexo de mordaça em crianças submetidas a procedimentos dentários. Int J Sci Health Res 2021;6(14):1-8.
16. Lu D P, Lu G P, Reed J F. Acupunctura/acupressão para tratar pacientes dentários com mordaça: um estudo clínico dos efeitos anti-mordaça. Gen Dent 2000;54(48):446-52.
17. Schlager A, Offer T, Baldissera I. A estimulação por laser do ponto de acupunctura P6 reduz o vómito pós-operatório em crianças submetidas a cirurgia de estrabismo. Br J Anaesth 1998;23(81):529-32.
18. Dune L S, Shiao S Y. Meta-análise dos efeitos da estimulação acústica nas náuseas e vómitos pós-operatórios em crianças. Explore (NY) 2006;56(29):314-20.
19. Dundee J W, McMillan C M. P6 acupressure and postperative vomiting (Acupressão P6 e vómitos pós-operatórios). Br J Anaesth 1992;3(68):225-26.

20. Rosted P, Bundgaard M, Fiske J, Pedersen A M. A utilização da acupunctura no controlo do reflexo de vómito em pacientes que necessitam de uma impressão de alginato superior: uma auditoria. Br Dent J 2006;17(201):721- 25.
21. Thayer ML. O uso da acupunctura em medicina dentária. Dent Update 2007;7(34):244-50.
22. Saunders RM, Cameron J. Psychogenic gagging: Identificação e recomendações de tratamento. J Evid Based Dent Pract 1997;9(18):430-40.
23. Howard KE, Freeman R. Fiabilidade e validade de uma versão facial da Escala de Ansiedade Dentária Infantil Modificada. Int J Paediatr Dent 2007;23(17):281-88.
24. Davies AE, Kidd D, Stone SP, MacMahon J. Pharyngeal sensation and gag reflex in healthy subjects (Sensação faríngea e reflexo de vómito em indivíduos saudáveis). Lancet 1995;3(45):487-88.
25. Yoshida H, Ayuse T, Ishizaka S. Gestão do reflexo de vómito exagerado utilizando sedação intravenosa no tratamento protético. Tohoku J Exp Med 2007;2(12):373-78.
26. Ardelean L, Bortun C, Motoc M. Reflexo de vómito na prática dentária - aspectos etiológicos. TMJ 2003;9(53):312-15.
27. Bassi GS, Humphris GM, Longman LP. A etiologia e o tratamento do engasgamento: uma revisão da literatura. J Prosthet Dent 2004;7(91):459-67.
28. Packer ME, Joarder C, Lall BA. A utilização de analgesia relativa no tratamento protético do paciente "amordaçado". Dent. Atualização 2005;15(32):544-46.
29. Madan K, Baliga S, Thosar N, Rathi N. Avanços recentes na radiografia dentária para pacientes pediátricos: uma revisão. J Med Radiol Pathol Surg 2015;1(2):21-25.
30. Bassi GS, Humpris GM, Longman LP. A etiologia e o tratamento do

engasgamento: uma revisão da literatura. J Prosthet Dent 214;91(5):459-67.
31. Kim J, Kang DI. Posicionamento de pontos de acupunctura padronizados em todo o corpo com base em imagens de tomografia computorizada de raios X. Med Acupunct 2014; 26(1):40-9.
32. Sewerin I. Gagging em radiografia dentária. Oral Surg Oral Med Oral Pathol 1984;58(6):725-28.
33. Neumann JK, McCarty GA. Abordagens comportamentais para reduzir a resposta hipersensível da mordaça. J Prosthet Dent 2001;85(3):305-15.
34. Gera A, Kaur G, Kalra T, Gupta N. Reflexo faríngeo durante impressões ortodônticas: um problema e as suas soluções. Indian J Dent Sci 2010;2(4):29-31.
35. Howard KE, Freeman R. Fiabilidade e validade de uma versão facial da Escala de Ansiedade Dentária Infantil Modificada. Int J Paediatr Dent 2007;23(17):281-88.

ANEXOS

DEPARTAMENTO DE PRÓTESE DENTÁRIA E IMPLANTOLOGIA ORAL

ANEXO - I

FORMULÁRIO DE CONSENTIMENTO INFORMADO

Eu, s/d/w de, declaro que estou disposto a participar no estudo "**AVALIAÇÃO DO EFEITO DA TERAPIA LASER DE BAIXO NÍVEL NA REDUÇÃO DO REFLEXO GAG EM PACIENTES PROSTODONTICOS: UM ESTUDO IN VIVO**" explicado pela Dra. NEHA SINGLA.

Os possíveis benefícios e complicações do procedimento foram-me explicados, na minha própria língua, e dou o meu pleno consentimento para participar no mesmo.

Assinatura do paciente:

NOME DATA:

Testemunhámos que o paciente assinou o formulário acima de livre vontade, depois de ter compreendido perfeitamente o seu conteúdo.

Assinatura de

Testemunha:

Assinatura de

Investigador

NOME:

RELAÇÃO:

DESIGNAÇÃO

DEPARTAMENTO DE PRÓTESE DENTÁRIA E IMPLANTOLOGIA ORAL

ANEXO - II

FORMULÁRIO DE AVALIAÇÃO DO DOENTE ÍNDICE DE GRAVIDADE DO ENGASGAMENTO DE DICKINSON E FISKE

Grau	Gravidade
I	Mordaça normal Muito ligeira, ocasional e controlada pelo doente
II	Amordaçamento ligeiro O controlo é adquirido pelo paciente com a tranquilidade da equipa dentária
III	Moderado Amordaçamento Consistente e limita as opções de tratamento
IV	Engasgamento grave Ocorre com todas as formas de tratamento, incluindo um simples exame visual
V	Amordaçamento muito grave Afectando o comportamento do doente e a assistência dentária e impossibilitando o tratamento

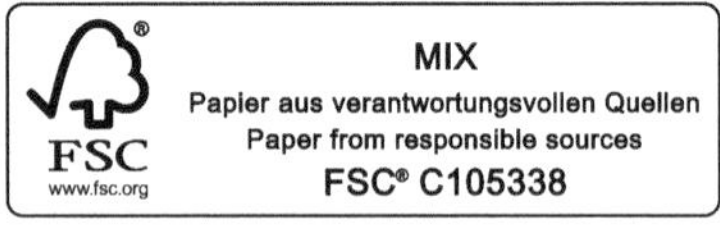

Printed by Books on Demand GmbH, Norderstedt / Germany